DES

HÉMORRHAGIES

CONSÉCUTIVES AUX CHUTES

SUR LE PÉRINÉE

PAR

A. LAFAYE DE MICHEAUX

DOCTEUR EN MÉDECINE

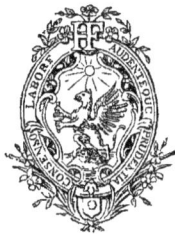

MONTPELLIER

IMPRIMERIE CENTRALE DU MIDI

(Hamelin Frères)

—

1889

DES

HÉMORRHAGIES

CONSÉCUTIVES AUX CHUTES

SUR LE PÉRINÉE

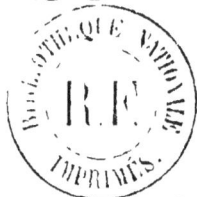

PAR

A. LAFAYE DE MICHEAUX

DOCTEUR EN MÉDECINE

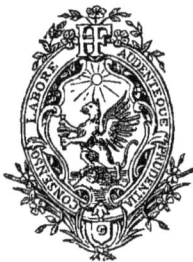

MONTPELLIER
IMPRIMERIE CENTRALE DU MIDI
(Hamelin Frères)

1889

A MES PARENTS

A MES AMIS

A MES MAITRES

A. LAFAYE DE MICHEAUX.

A MONSIEUR ROUVIER

Médecin en chef de la Marine
Officier de la Légion d'honneur.

A. LAFAYE DE MICHEAUX.

A MON PRÉSIDENT DE THÈSE

MONSIEUR LE PROFESSEUR CHALOT

A. LAFAYE DE MICHEAUX.

1

INTRODUCTION

Les contusions du périnée, et en particulier celles qui résultent de chutes sur cette région, ont attiré depuis longtemps, par suite de leur fréquence et de leur gravité, l'attention des chirurgiens.

Des travaux sérieux et de nombreux mémoires ont décrit les lésions que l'on observe dans cette région à la suite des traumatismes. Chopart, Desault, Dupuytren, ont traité de la rétention d'urine. Velpeau a étudié le mécanisme de la rupture du canal de l'urèthre, Franc les rétrécissements.

Dans ces dernières années, le siége des lésions et leur traitement ont occupé plus spécialement les auteurs, parmi lesquels nous trouvons Vidal de Cassis, Nélaton, M. Cras (Mémoire à la Société de chirurgie), Guyon et, en 1878, M. Terillon (Thèse d'agrégation).

Écrire quelque chose de nouveau sur des questions étudiées par des autorités pareilles, telle n'est pas notre prétention. Nous avons eu seulement pour but dans ce travail de faire ressortir certaines lésions consécutives aux chutes sur le périnée, lésions qui ne nous ont pas paru suffisamment développées dans les auteurs que nous avons parcourus.

En effet, tandis que les ruptures de l'urèthre, les rétentions d'urine, les rétrécissements consécutifs aux ruptures, occupent le premier rang dans les travaux des chirurgiens, il n'est fait mention, pour ainsi dire qu'en passant, des hémorrhagies qui reconnaissent pour cause ces mêmes traumatismes du périnée.

Or ces hémorrhagies nous ont paru, dans quelques cas observés par nous et dans ceux que nous avons trouvé relatés par les auteurs, avoir été l'accident le plus important, celui qui a nécessité l'intervention la plus immédiate.

Considérant que la relation de ces quelques faits pouvait contribuer à indiquer plus sûrement au médecin la conduite à tenir dans des cas analogues, nous nous sommes placé à un point de vue purement pratique et avons entrepris de traiter dans notre thèse inaugurale de l'hémorrhagie dans les chutes sur le périnée.

Qu'il nous soit permis, avant d'entrer en matière, de remercier M. le médecin en chef Rouvier des bons conseils qu'il a bien voulu nous donner pour nous guider dans l'étude que nous avons entreprise.

Que M. le professeur Chalot veuille bien accepter l'expression de notre gratitude pour l'honneur qu'il nous a fait en acceptant la présidence de cette thèse.

DES
HÉMORRHAGIES

CONSÉCUTIVES AUX CHUTES

SUR LE PÉRINÉE

ANATOMIE

Les hémorrhagies que l'on observe à la suite des chutes sur le périnée (chutes à califourchon) présentent des différences très-marquées, tant au point de vue de leur production que de leur gravité. Nous n'avons pas l'intention de faire ici une division de ces hémorrhagies; ce n'en est pas la place, et on en comprendrait peu la nécessité. Nous étudierons donc tout d'abord les sources des hémorrhagies, c'est-à-dire l'irrigation de la région périnéale, un aperçu rapide de l'anatomie de cette région ne pouvant que faciliter l'exposition de notre sujet.

Les contusions portent généralement sur la partie du périnée comprise entre la racine de la verge en avant et la ligne bi-ischiatique en arrière, tant sur la ligne médiane de cet espace que sur les parties latérales.

Laissant de côté l'étude du squelette de cette région qui comprend les deux branches ischio-pubiennes et la symphise du pubis, et dont la description trouverait mieux sa place si nous traitions de la rupture de l'urèthre, nous ne nous occuperons que des parties molles. Les parties molles de la région périnéale comprennent, en allant de la surface cutanée vers le petit bassin:

1º La *peau,* qui ne présente rien de particulier, si ce n'est sa minceur et son peu de mobilité.

2º *Tissu cellulaire sous-cutané.* — Assez abondant, se continuant avec celui des régions voisines, scrotum et région périnéale postérieure. Dans cette couche chemine la périnéale superficielle, branche collatérale de la honteuse interne. Cette artère naît de la honteuse, en arrière du transverse du périnée, passe sous la face inférieure du muscle, pénètre dans le tissu cellulaire sous-cutané, et se termine dans la peau du périnée et du scrotum.

3º Au-dessous de cette couche, on rencontre un feuillet aponévrotique, aponévrose périnéale inférieure ou superficielle, qui constitue la paroi inférieure d'une loge ouverte seulement en avant et terminée, en arrière, par la jonction de l'aponévrose périnéale inférieure à l'aponévrose moyenne, sur les côtés par les branches ischio-pubiennes, où s'insèrent les aponévroses inférieure et moyenne; en haut, par l'aponévrose moyenne. Cette loge renferme une couche musculaire, couche musculaire superficielle du périnée (transverse, ischio-caverneux, bulbo-caverneux), et des organes très-importants pour le point de vue que nous envisageons.

En effet, sur la ligne médiane se présente la portion spongieuse ou érectile de l'urèthre, formée de deux parties: l'une antérieure, cylindrique, qui se continue sous le sillon produit par l'accolement des corps caverneux et contribue à former le pénis; cette portion, rarement lésée dans les chutes, ne nous arrêtera pas; l'autre postérieure, renflée, le bulbe, située à un centimètre en avant du ligament de Carcassonne, ordinairement atteinte dans les traumatismes intéressant la région.

Ce tissu spongieux enveloppe l'urèthre, qui n'est libre dans la région périnéale antérieure que sur une étendue d'un centimètre environ (entre le bulbe et le ligament de Carcassonne). Sur les parties latérales, les corps caverneux, immédiatement appliqués contre les branches ischio-pubiennes, recouverts par les muscles ischio-bulbaires et ayant une direction oblique en haut, en avant, pour se rejoindre au niveau de la racine de la verge.

De quelle façon se fait l'irrigation de ces parties, dont la circulation est très-active et dont la lésion constitue un des grands dangers des contusions du périnée?

Chaque corps caverneux reçoit le sang de deux artères: dorsale de la verge et caverneuse, branches terminales de la honteuse interne. La dorsale de la verge suit la face dorsale de la verge et se termine à la base du gland en s'anastomosant avec celle du côté opposé. Cette artère, outre les rameaux qu'elle donne aux enveloppes de la verge et au scrotum, fournit des branches pour les corps caverneux et le tissu spongieux de l'urèthre. .

L'artère caverneuse pénètre dans les corps caverneux par la racine et se ramifie dans cet organe.

Dorsales de la verge, caverneuses, ne sont pas les seules artères que l'on rencontre dans cette loge. Au niveau du muscle transverse du périnée, la honteuse interne fournit, en effet, la périnéale profonde ou transverse du périnée, ou bulbeuse.

Cette dernière artère naît de la honteuse au niveau de la tubérosité ischiatique, se porte parallèlement au muscle transverse, traverse le triangle ischio-bulbaire, fournit des rameaux aux muscles du triangle et se termine par des rameaux importants dans le bulbe.

4° L'aponévrose moyenne ou ligament de Carcassonne occupe l'intervalle compris entre les branches ischio-bulbaires : elle a une forme triangulaire. Nous ne nous occuperons pas de sa texture ni de la disposition de ses feuillets, qui sont au nombre de deux ; nous rappellerons seulement que c'est entre ces deux feuillets, immédiatement appliquée contre la branche ischio-pubienne, que se trouve l'artère honteuse interne.

Nous passons également sous silence l'étude des parties situées au-dessus de l'aponévrose, comme étant peu intéressante pour notre sujet.

ÉTIOLOGIE ET MÉCANISME

Les hémorrhagies consécutives aux traumatismes du périnée se manifestent soit par un écoulement sanguin se produisant par le méat, uréthrorrhagie, soit par un épanchement dans les différentes couches que nous avons étudiées.

L'uréthrorrhagie étant un des signes les plus évidents de la rupture du canal de l'urèthre, toutes les causes pouvant se rapporter à la rupture intéresseront donc l'uréthrorrhagie ; les épanchements sanguins participent aussi à ces causes.

Nous allons donc les énumérer rapidement, ne nous occupant que de celles qui ont trait à la rupture de la portion périnéale de l'urèthre, seule lésée dans les chutes à califourchon.

Le corps contondant est toujours passif. Presque tous les cas se rapportent à des chutes chez des marins, des charpentiers, des peintres en bâtiment, des cochers. Pour agir, le corps contondant doit présenter des dimensions assez peu considérables pour qu'il puisse franchir le diamètre bi-ischiatique : ce sont ordinairement des bancs de bois ou de fer, des roues de voiture. Sur les navires, ce sont les vergues, le dos d'une ancre, le rebord des panneaux, des canots.

Quelquefois la rupture est due à une chute sur une porte à demi ouverte.

Dans la thèse de Terillon, nous avons noté des chutes faites par des cavaliers sur le pommeau de leur selle.

Reste à étudier quel est le mécanisme de la rupture de l'urèthre ; nous verrons ensuite comment se produisent les lésions des autres parties molles de la région périnéale, corps caverneux et artères.

Nous n'avons rien de nouveau à apporter à l'étude du mécanisme de la rupture de l'urèthre ; la question, bien qu'obscure encore sous certains points, a cependant fait de tels progrès qu'on peut la considérer comme à peu près résolue.

Dans tous les auteurs, l'urèthre pressé brusquement entre deux corps rigides, le corps contondant d'une part et l'arcade pubienne d'autre part, se déchire ; le point de cette arcade pubienne où se produit l'écrasement de l'urèthre est seul en litige.

Franc, et avant lui Velpeau, admet que, lorsqu'une violence extérieure est exercée sur le périnée dans la direction des bourses, les tissus sont tassés contre l'arcade pubienne et que de cette action résulte la lésion.

Il faut en arriver au mémoire de M. Cras (1876) pour trouver une exposition précise des faits qui produisent la rupture. M. Cras rejette, pour le plus grand nombre des cas, l'influence de la symphise pubienne.

« Laissant de côté des cas exceptionnels dans lesquels le périnée a été pour ainsi dire empalé par un corps anguleux et pointu, je crois pouvoir affirmer que, dans les conditions ordinaires de la chute à califourchon, le bord inférieur de la symphise ne saurait être mis en cause (1). »

Pour M. Cras, un corps contondant et peu volumineux atteint rarement d'une façon directe la ligne médiane. Le plus souvent il porte sur une des branches ischio-pubienne et remonte vers le pubis, en

_____

(1) Cras, Mémoire, 1876.

2

refoulant l'urèthre vers le côté opposé; il arrive un moment ou l'urè-thre, pressé entre la branche descendante du pubis et le corps conton-dant, se rompt.

D'autre part, M. Terillon (1), dans sa thèse d'agrégation, tire les conclusions suivantes :

« 1° La chute à califourchon sur un corps dont le diamètre est peu volumineux, et peut s'enclaver facilement dans l'angle sous-pubien, produit la rupture de l'urèthre par le mécanisme indiqué par Cras. (Voir plus haut.)

» 2° Lorsque la chute à califourchon a lieu sur un corps volumineux s'enclavant difficilement sous le pubis, l'urèthre est pressé directe-ment sur la ligne médiane contre la partie inférieure de la face anté-rieure du pubis, ou même sur la partie la plus saillante du bord infé-rieur de cet os, et se rompt à ce niveau. »

Cette explication, qui satisfait à toutes les conditions de probabilité, est aujourd'hui généralement acceptée.

Pour les ruptures de la portion membraneuse de l'urèthre, Poncet et Ollier avaient accusé le rebord tranchant du ligament de Hense ter-minant le ligament inférieur de la symphise. Terillon, dans ses expé-riences, n'a pu les reproduire.

Nous trouvons toutefois, dans le *Dictionnaire* de Dechambre (art. Urèthre, Desnos et Kirmisson), une explication des ruptures de l'urèthre au niveau du collet du bulbe, qui ne fait pas intervenir l'ac-tion de la compression sur la branche ischio-pubienne ou sur la sym-phise.

« Ne pourrait-on pas, dans les cas où la rupture s'est faite au collet, penser que, sans contact osseux, l'effet porté sur l'urèthre l'ait fait céder, au point où il a franchi dans l'aponévrose, c'est-à-dire dans un point fixé. »

Il est une cause qui favorise la rupture du canal de l'urèthre, mais qui intervient très-rarement dans les chutes : c'est l'érection. Lorsque

(1) Terillon, Thèse d'agrégation, 1878.

l'érection se produit, il y a afflux considérable de sang tant dans les corps caverneux que dans le tissu spongieux de l'urèthre, d'où rigidité de ces tissus et facilité plus grande de leur rupture.

Pour ce qui est des parties latérales de la région périnéale, le mécanisme est le même : écrasement et tiraillement des corps caverneux et des artères, telles sont les lésions qui s'accompagnent d'hémorrhagies variant avec l'étendue de la lésion et la nature des vaisseaux lésés.

Les différentes causes que nous venons d'examiner et la façon dont elles agissent expliquent facilement la production de l'hémorrhagie immédiate, que cette hémorrhagie soit uréthrale ou périnéale.

Pour comprendre la façon dont se produisent les hémorrhagies secondaires, celles qui nous intéressent le plus dans ce travail, il faut faire intervenir un ordre de phénomènes inséparables de toute contusion des tissus. Nous voulons parler de l'escharification de ces tissus.

La contusion, en déterminant la rupture des vaisseaux nourriciers des tissus, provoque la mort de ces tissus par cessation de l'apport du liquide sanguin à ces tissus : la partie contuse joue alors le rôle de corps étranger, une inflammation périphérique se déclare, amenant la chute de la partie sphacélée.

Ces phénomènes se passent pour les artères.

« Lidell cite quatre exemples où l'autopsie a pu être pratiquée : l'artère blessée par un projectile de guerre présentait les lésions suivantes: gaîne rouge, infiltrée; les *vasa-vasorum* de la paroi adventice sont déchirés et l'extravasation du sang est assez abondante pour rétrécir considérablement le calibre du vaisseau. Ce n'est pas tout : souvent l'inflammation s'allume et la conséquence en est la thrombose qui, elle-même, peut engendrer des embolies et des gangrènes, sans compter la chute de l'eschare et la série des hémorrhagies secondaires. » (Reclus.)

ANATOMIE PATHOLOGIQUE

Ici encore, nous devons étudier séparément les lésions qui intéressent le bulbe et l'urèthre, c'est-à-dire celles qui produisent les uréthrorrhagies et les lésions des autres parties, telles que corps caverneux, s'accompagnant le plus souvent d'épanchement périnéal.

L'urèthre étant constitué par une muqueuse enveloppée de tissu spongieux, nous trouvons dans les lésions qui ont été observées trois degrés différents adoptés par les auteurs en général.

Dans le premier degré, qui correspond à la rupture interstitielle, nous trouvons une hémorrhagie interstitielle, c'est-à-dire contenue dans la portion spongieuse.

En vertu de la rupture des alvéoles, le sang s'épanche dans la cavité résultant de la réunion de ces petites cavités primitives; on a ainsi une tumeur sanguine ne pouvant se faire jour au dehors, du moins primitivement, et ne se traduisant que par quelques signes que nous étudierons lorsque nous traiterons du diagnostic des hémorrhagies périnéales.

L'étendue de la portion du tissu spongieux déchiré, et par conséquent la gravité de la lésion, variera suivant la nature du corps contondant et suivant le nombre des alvéoles intéressées. La poche sanguine ainsi formée présente une disposition intéressante à étudier. « Elle est limitée, en avant et en arrière, par le tissu spongieux resté intact, mais dont la surface est déchiquetée en dehors par la membrane fibreuse, paroi inextensible, en dedans par la muqueuse. » (Reybard.)

Dans le deuxième degré, la muqueuse est plus ou moins altérée ; la lésion consiste tantôt dans des érosions superficielles de la muqueuse, tantôt dans une rupture complète. Mais ce degré s'accompagne toujours de rupture interstitielle, que la lésion de la muqueuse communique ou non avec le foyer interstitiel.

Il pourra se faire que le sang fourni surtout par le corps spongieux sorte par le canal, ou qu'il n'y ait qu'une uréthrorrhagie insignifiante compliquée de tumeur interstitielle.

Dans les cas du deuxième degré, la lésion de la muqueuse siége généralement sur la paroi inférieure. Il y a cependant quelques exceptions à cette règle.

Dans ces lésions du premier et du deuxième degré, on trouve une attrition plus ou moins considérable du bulbe et du tissu spongieux; la muqueuse, ainsi que nous l'avons dit plus haut, présente des lésions plus ou moins considérables suivant la violence du choc.

Dans les expériences faites par Terillon sur le cadavre, nous trouvons relaté: au niveau du bulbe, foyer de ramollissement rempli de sang communiquant ou non avec l'urèthre. Nous pourrions multiplier les observations se rapportant à ces cas; nous préférons renvoyer à la thèse de M. Terillon.

Le troisième degré présente une rupture complète du canal de l'urèthre, muqueuse, tissu spongieux et membranes interne et externe qui l'entourent. Il résulte de ce fait qu'une communication sera forcément établie entre le canal et les couches périnéales.

Nous ne nous occuperons pas ici de la distinction faite dans ce degré entre les ruptures complètes ou incomplètes. Ce point de vue-là n'est important que si l'on traite des rétrécissements. La lésion hémorrhagique nous intéressera seule.

L'urèthre étant rompu ainsi que le corps spongieux, une uréthrorrhagie se produira fatalement, en même temps qu'un épanchement sanguin pourra se faire dans le périnée, en dehors des lésions des vaisseaux des parties avoisinantes.

Qu'observe-t-on dans ces cas-là? Nous sommes obligé de recourir aux expériences de M. Terillon. Les autopsies à la suite de chutes à califourchon étant rares et presque toujours incomplètes, M. Terillon dit: « Entre les deux bouts de l'urèthre rétractés, il existe une cavité

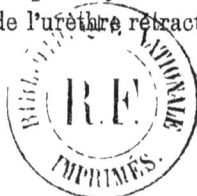

intermédiaire. Cette cavité est en communication avec les parties molles du périnée, qui lui forment une limite irrégulière. Elle est remplie de caillots.

La portion de l'urèthre le plus souvent lésée dans ce degré, comme dans les autres d'ailleurs, est la portion bulbeuse ; c'est ce qui ressort du moins des expériences de Terillon, des autopsies et des explorations pratiquées par les chirurgiens.

Terillon conclut que, dans la grande majorité des cas, la rupture de l'urèthre, à la suite de chutes à califourchon, a lieu au niveau de la partie antérieure ou moyenne du bulbe.

C'est dans la partie la mieux irriguée du corps spongieux que l'on observe les lésions les plus fréquentes et les plus graves ; ce sera donc à une lésion des artères bulbeuses que sera due l'uréthrorrhagie, et quelquefois l'épanchement sanguin dans le périnée.

Lésions des parties voisines. — Dans la région périnéale, nous avons observé des décollements sous-cutanés ou sous-aponévrotiques, situés sur la ligne médiane ou sur les parties latérales. Ces décollements sont le siége d'épanchements sanguins, dus généralement à une lésion de la périnéale superficielle ou des branches fournies à la partie antérieure de la région périnéale, par les honteuses externes supérieure et inférieure, branches de la fémorale.

Les corps caverneux doivent être fréquemment le siége de lésions, autant qu'on peut en juger par les expériences de Terillon. Terillon dit même à ce sujet : « Si nous en croyons le résultat de mes expériences, le tissu érectile des corps caverneux doit être souvent rompu et déchiré par la contusion. Mais leur enveloppe fibreuse est tellement résistante, que le foyer n'est pas ouvert et ne communique pas avec les plans du périnée. »

La lésion du corps caverneux permettant l'écoulement du sang dans les couches du périnée s'est observée, expérimentalement il est vrai, mais le fait n'en a pas moins une certaine valeur au point de vue de la probabilité.

Expérience II

Rupture totale et complète (Terillon)

Relation abrégée. — Sujet de cinquante-cinq ans ; chute d'un mètre sur une barre de fer ronde, de 4 centimètres de diamètre environ. Pas de lésions apparentes au périnée. Si l'on sectionne la peau sur la ligne médiane, on trouve les tissus sous-cutanés intacts ; mais en se reportant du côté gauche, vers le voisinage de la branche ischio-pubienne, on trouve un décollement de 3 centimètres de hauteur, immédiatement sous-cutané, l'aponévrose superficielle étant rompue. Au fond de ce décollement, on aperçoit la racine du corps caverneux gauche contusionnée, en partie brisée et déchiquetée.

Expérience IV

Rupture totale et complète

Homme, quarante-trois ans, 75 kilos. Chute de 0,70 centimètres sur une poutre dont le bord a 5 centimètres et demi de large, mais dont les angles sont émoussés. On constate une plaie verticale de la peau, ayant 3 centimètres en moyenne et correspondant au sillon périnéo-crural gauche. Cette plaie communique avec un décollement et une cavité anfractueuse dans laquelle on constate les détails suivants : Le corps caverneux gauche est décollé de ses attaches avec la branche descendante du pubis, qui reste à nu. Et.......

Dans presque tous les cas de chute, on observe une lésion des corps caverneux.

L'aponévrose moyenne a présenté, dans quelques cas, des lésions assez graves pour qu'il soit digne d'intérêt de les citer, surtout si l'on considère que l'artère honteuse interne se trouve comprise entre les deux feuillets de cette aponévrose.

C'est ainsi qu'on a trouvé l'aponévrose de Carcassonne décollée de ses attaches latérales et le foyer se prolongeant jusque dans la fosse iliaque.

M. de Saint-Germain rapporte un fait de ce genre : « Le malade étant tombé à califourchon sur une porte à demi ouverte, il y eut hémorrhagie par l'urèthre. On dut pratiquer le cathétérisme et on laissa une sonde à demeure. Le sixième jour, on dut inciser une tumeur urineuse du périnée ; le malade succomba le dix-huitième jour. A l'autopsie, on trouva une rupture bulbaire. La déchirure communiquait avec une caverne qui comprenait toute la fosse ischio-rectale gauche et une partie de la région périnéale inférieure droite, dont la peau était amincie (1). »

Nous trouvons d'autre part dans la thèse de Terillon :

Expérience III

« Sujet de soixante ans, poids 60 kilos. Chute d'un mètre sur une barre de fer ronde, de 4 centimètres de diamètre environ. Au niveau du périnée, on constate une plaie transversale de la peau, à bords nets, d'environ 5 centimètres, ayant son centre situé sur la ligne médiane. Cette plaie conduit dans une cavité anfractueuse formée par une rupture de l'urèthre et du bulbe. . . . .·. Les corps caverneux sont un peu éraflés, mais ne sont pas rompus. L'aponévrose de Carcassonne est intacte vers sa partie moyenne : on voit même la veine dorsale de la verge gonflée de sang et non rompue ; mais les attaches de son feuillet inférieur, au niveau de la branche ischio-pubienne, sont rompues sans qu'il y ait communication avec le bassin. »

Il n'y a rien d'étonnant, par conséquent, à ce que l'on puisse rencontrer une lésion de la honteuse |interne ; nous ne pouvons toutefois

(1) Terillon, Thèse d'agrégation, p. 35.

qu'en faire une simple hypothèse, car nous ne possédons pas de cas qui nous permette d'affirmer notre dire.

La périnéale profonde, autrement dit la bulbeuse, que nous avons vue atteinte si souvent dans sa portion uréthrale, peut-elle être lésée pendant son trajet, dans le triangle ischio-bulbaire? Cette lésion, vu l'élasticité inhérente aux artères, doit se produire rarement; nous pourrons toutefois en citer un cas dont l'observation trouvera plutôt sa place quand nous traiterons du pronostic des hémorrhagies périnéales.

Enfin à toutes ces lésions, auxquelles on peut attribuer les hémorrhagies primitives que l'on observe dans les chutes sur le périnée, il convient d'ajouter les lésions inhérentes à toute contusion, c'est-à-dire l'attrition, le broiement, d'où secondairement le sphacèle et l'élimination de a partie sphacélée, point de vue éminemment important lorsqu'il s'agi du pronostic.

SYMPTOMATOLOGIE

Nous comprendrons sous ce titre l'étude des différentes formes de l'hémorrhagie consécutive aux chutes sur le périnée. Les hémorrhagies de cette région dues à des violences extérieures se manifestent de différentes façons. Tantôt elles se produisent, et c'est la plupart des cas, immédiatement après l'accident; le malade, poussé par une curiosité bien naturelle, examine la partie atteinte et constate, ainsi que nous l'avons trouvé relaté dans maintes observations, que sa chemise est tachée de sang, qu'une goutte de ce liquide perle au méat, ou enfin que le sang jaillit avec force. Cet écoulement de sang par le canal de l'urèthre constitue l'uréthrorrhagie.

Cette uréthrorrhagie peut cesser au bout d'un instant et réapparaître ensuite un plus ou moins grand nombre de fois.

Dans d'autres cas relativement assez rares, si on les compare aux précédents, bien que la chute se soit faite avec une violence assez grande, le malade ne s'aperçoit de rien de particulier, en dehors de la douleur produite par la contusion et de la difficulté qu'il éprouve à se mouvoir.

Le lendemain, ou seulement quelques heures après, se manifeste une teinte ecchymotique plus ou moins prononcée de la partie qui a porté, accompagnée de gonflement.

Il peut arriver alors que le gonflement et la teinte ecchymotique disparaissent au bout de quelques jours, ou que ce gonflement augmente et prenne des proportions tellement inquiétantes, qu'il nécessite l'intervention du chirurgien.

Dans quelques cas assez rares, une uréthrorrhagie s'est montrée peu de jours après. Considérant cette diversité d'allures, il nous a semblé opportun de faire un groupement de ces hémorrhagies en deux classes, groupement qui aura une importance assez grande au point de vue du diagnostic et du pronostic.

Nous distinguerons les hémorrhagies, à la suite des chutes sur le périnée, en :

1° Hémorrhagies primitives, comprenant les uréthrorrhagies se faisant sur l'heure et les épanchements sanguins qui se montrent de suite après l'accident;

2° Hémorrhagies secondaires, comprenant les uréthrorrhagies observées après quelques jours, les hémorrhagies dues à des sources généralement respectées.

Il ne nous paraît pas nécessaire d'insister sur les signes propres à la première catégorie. L'écoulement de sang se fait goutte à goutte, ou bien avec force; quelquefois les urines révèlent seulement, par leur teinte rougeâtre, la production d'une uréthrorrhagie.

A moins que les lésions produites n'aient été très-considérables, l'hémorrhagie périnéale primitive ne se manifeste que quelques jours après l'accident, par une teinte ecchymotique de la région périnéale.

Deux signes sont à peu près constants, qui permettent de reconnaître la production d'une hémorrhagie secondaire : la teinte ecchymotique et la présence d'une tumeur crépitante.

Nous n'insistons pas sur ce dernier signe, que nous retrouverons à propos du diagnostic.

DIAGNOSTIC

Le diagnostic ne doit pas seulement consister en une constatation de l'uréthrorrhagie ou de l'épanchement périnéal, il doit porter surtout sur les sources de l'hémorrhagie, quelle qu'elle soit.

Nous étudierons d'abord les hémorrhagies intéressant l'urèthre, provenant par conséquent du bulbe et du reste du tissu spongieux, renvoyant à la fin du chapitre l'étude des parties latérales, corps caverneux, et les différentes artères que ces parties renferment.

Nous avons vu, en parlant de l'anatomie pathologique, que les auteurs ont classé les lésions du canal de l'urèthre dues aux chutes à califourchon en trois degrés; nous utilisons cette distinction qui facilite le développement de notre diagnostic.

Dans le premier degré, rupture interstitielle, c'est-à-dire épanchement sanguin intra-alvéolaire, n'occupant qu'une portion du corps spongieux et ne pouvant s'étendre au dehors, en vertu de l'obstacle apporté par les enveloppes du corps spongieux, l'uréthrorrhagie n'existant pas, comment diagnostiquer cet épanchement sanguin ? Il ne nous paraît pas y avoir d'autres signes que la présence d'une tumeur sur la ligne médiane, tumeur qui donne, ainsi que nous avons pu le constater, la sensation d'un noyau dur dont les dimensions varient avec l'étendue de la lésion du tissu spongieux. Cette tumeur ne présente, pour ainsi dire, pas de fluctuation, celle-ci se trouvant masquée par les parties molles qui séparent la tumeur du doigt de l'explorateur.

La source de l'hémorrhagie est ici facile à indiquer; on a d'ailleurs rarement l'occasion de se préoccuper des lésions du premier degré.

Le deuxième degré présente une lésion de la muqueuse et du tissu spongieux de l'urèthre, les membranes enveloppes étant conservées. La lésion de la muqueuse peut communiquer ou non avec le foyer interstitiel. Les symptômes différentiels seront donc caractérisés par une abondance plus ou moins grande de l'uréthrorrhagie, cette dernière étant le criterium de certitude de la lésion de la muqueuse.

Ici encore nous percevrons la même sensation de tumeur que dans le premier cas, mais nous aurons en plus l'uréthrorrhagie: celle-ci est-elle abondante, nous pourrons en conclure à une communication entre la lésion de la muqueuse et le foyer interstitiel; se borne-t-elle à un suintement, à l'issue de quelques gouttes de sang par le méat, nous penserons à l'indépendance des deux lésions.

Le diagnostic du troisième degré va nous présenter une difficulté beaucoup plus grande en raison de l'étendue des lésions qui le caractérisent et des parties qui sont le siége de nos lésions.

Nous observons, en effet, une rupture complète du canal de l'urèthre, muqueuse, tissu spongieux et membranes interne et externe qui l'enveloppent.

Il y aura donc libre communication entre l'urèthre et les couches périnéales, et un épanchement sanguin pourra facilement se produire.

Mais ici il y a à distinguer le fait de la lésion isolée du canal de l'urèthre et la coïncidence de cette lésion avec celle des parties molles qui l'avoisinent; ces parties molles sont aussi très-bien irriguées (corps caverneux), du moins y rencontre-t-on des artères assez volumineuses pour que leur lésion constitue un danger sérieux.

L'uréthrorrhagie se produira forcément, et c'est encore sur son intensité que nous nous baserons pour essayer de trouver des signes nous révélant la lésion des vaisseaux des parties molles.

De ce que le bulbe est écrasé et que ses enveloppes sont déchirées, il ne faut pas conclure que l'épanchement sanguin et l'uréthrorrhagie qui se produiront proviennent de cette seule source. La lésion de cet organe est en somme peu redoutable, et, au cours des opérations d'uréthrotomie externe, bon nombre d'opérateurs négligent l'hémorrhagie qui se produit par cette voie.

Une uréthrorrhagie abondante dans laquelle, ainsi que cela s'est observé, le sang jaillira avec force, devra faire songer à la lésion d'une artère plus importante que les ramifications de la bulbeuse ; c'est, croyons-nous, à la bulbeuse dans son trajet ischio-bulbaire ou à la honteuse interne elle-même qu'il nous faudra songer, en présence de cas où le malade peut rendre par le méat jusqu'à 500 grammes de sang en quelques minutes. (Mém. de Cras, obs. I.)

Nous avons vu, en effet, relatée dans une expérience de M. Terillon, la déchirure du feuillet inférieur de l'aponévrose de Carcassonne au niveau où l'artère honteuse interne la pénètre.

Toutefois, en vertu de l'élasticité des artères, ces phénomènes immédiats se produisent-ils rarement ; aussi devra-t-on songer, dans les cas où l'uréthrorrhagie sera simplement abondante, mais de courte durée, à la seule lésion du bulbe.

La tumeur périnéale sera aussi un bon auxiliaire de diagnostic de ce degré, car elle peut fournir généralement quelques signes qui la distingueront d'une tumeur urineuse, par exemple, ou d'une tumeur due à la formation du pus. C'est ainsi que la pression exercée sur cette tumeur nous donnera, en outre de la sensation de fluctuation, une sensation de crépitement due au frottement des caillots sanguins les uns contre les autres.

La lésion des corps caverneux qui accompagne presque toujours les lésions de l'urèthre pourra-t-elle se diagnostiquer ?

Nous ne pensons pas qu'il soit possible de le faire, et l'on devra seulement s'appuyer sur les probabilités qui s'imposent à nous, à la suite de la lecture des expériences faites par Terillon sur le cadavre.

En tout cas, cette lésion est peu importante, comparée aux autres désordres que l'on observe.

Nous avons dit plus haut que la lésion des artères de la région périnéale (honteuse interne, bulbeuse, périnéale superficielle) devait s'observer, rarement du moins, comme phénomène primitif dans les chutes sur le périnée. C'est généralement plusieurs jours après l'accident, alors que l'on peut espérer le prompt retour à l'état normal, que se manifestent ces hémorrhagies secondaires.

Un épanchement sanguin très-étendu, une tumeur périnéale très-volumineuse se montrant tout de suite après l'accident, peuvent seuls nous faire songer à la lésion de ces artères.

PRONOSTIC

Le pronostic des contusions produites par les chutes à califourchon doit être généralement très-réservé. Il est évident que la lésion du premier degré adoptée en anatomie pathologique sera peu sérieuse. L'hémorrhagie se fait, en effet, à l'abri de l'air et des liquides dangereux comme l'urine. Cet épanchement sanguin, à l'abri de l'air et dans les conditions de repos où l'on placera le malade, se résorbera facilement. Au bout de quelques jours, il ne restera rien de la lésion primitive.

C'est ainsi que se passent généralement les choses pour ce degré de lésions. La lésion du premier degré ne devra donc pas être une préoccupation sérieuse pour le médecin, du moins, nous le répétons, dans la grande majorité des cas.

Peu grave aussi serait le pronostic des lésions du deuxième degré, si un agent, que nous retrouverons et que nous étudierons plus en détail au sujet des lésions du troisième degré, ne venait compliquer la scène.

La déchirure de la muqueuse uréthrale, la libre communication avec le foyer interstitiel ou son isolement vis-à-vis de cette lésion, seront peu de choses s'il n'y a pas à ajouter de lésions des parties molles. La lésion de ces parties ne se manifestant le plus souvent que quelques jours après le traumatisme, on comprend que l'on devra se montrer plein de réserve touchant le pronostic.

Ce dernier sera toutefois moins grave que lorsqu'il s'agira du troisième degré, dans lequel l'épanchement sanguin immédiat plus ou moins abondant vient compliquer le diagnostic et rendre le médecin plus perplexe.

En outre, dans ce degré, et en considération même de la violence de la chute qui a produit les lésions, vient s'ajouter une nouvelle complication que l'on rencontre rarement, il est vrai, dans les lésions du premier et du second degré, mais dont nous pouvons donner une observation.

Nous voulons parler de l'attrition des tissus due à la contusion, attrition qui occasionne l'escharification des parties et leur élimination au bout d'un temps variable.

Que se passe-t-il alors qui explique ces hémorrhagies secondaires nécessitant le plus souvent l'intervention chirurgicale? Les hémorrhagies sont dues probablement à l'artérite occasionnée par la contusion, artérite provoquant la chute de la portion de l'artère qui a été atteinte.

Cette complication redoutable, et bien souvent inattendue, nous a paru digne d'être appuyée d'une observation concluante.

Observation Première

(Personnelle)

(Hôpital Saint-Mandrier, service de M. Rouvier)

Contusion du scrotum et du périnée, suite de chute à califourchon

C..., quartier-maître distributeur. *Winh-Long.*

Le 13 juillet, vers dix heures du matin, cet homme voulant descendre dans la cambuse et n'ayant pas remarqué l'absence de l'échelle de communication, du pont avec la batterie, est tombé à califourchon sur le rebord d'un panneau. Douleur très-vive au moment de l'accident. Toutefois le malade s'est relevé et est allé sans aucune aide à l'infirmerie du bord, où on lui a appliqué sur le périnée des compresses résolutives. Pas d'écoulement de sang par le canal.

Quelques minutes après l'accident, le malade éprouve le besoin d'uriner. Miction facile, urines claires, de coloration normale.

A trois heures de l'après-midi, le malade, ne souffrant plus, regagne son domicile en faisant une partie du trajet à pied.

Vers le soir, se trouvant plus fatigué et ressentant de vives douleurs dans le périnée, C... fait appeler un médecin qui prescrit le repos, des résolutifs et l'application de sangsues que le malade ne juge pas nécessaire de faire.

Il passe chez lui trois jours pendant lesquels une tumeur assez volumineuse est survenue au périnée. Ne constatant aucune amélioration, il se décide alors à entrer à l'hôpital, le 19 juillet.

Voici ce qu'on observe le 20 juillet :

Gonflement et coloration lie de vin du scrotum, qui est douloureux. Au niveau de la région périnéale, tumeur du volume d'un gros œuf de poule. Cette tumeur est très-douloureuse à la pression et donne la sensation de fluctuation. Dans l'après-midi, le malade marche. Le soir, douleurs excessives, nécessitant l'intervention du médecin de garde qui prescrit un bain de siége. Soulagement immédiat.

21 juillet. — On fait une incision au niveau de la tumeur, sur la ligne médiane du périnée. Issue d'une quantité assez considérable de sang et de caillots.

L'incision conduit dans une poche assez vaste, que l'on nettoie. On draine la plaie. Pansement au bichlorure. Le malade, à la suite de l'incision, n'a pas de fièvre.

Du 22 au 25. — Lavages journaliers de la plaie périnéale. Pansement bichloruré.

25. — Vers midi, une hémorrhagie abondante se produit par la plaie. Cette hémorrhagie est momentanément arrêtée par des tampons imbibés d'eau de Pagliari.

26. — En défaisant le pansement, nouvelle hémorrhagie. On débride alors la plaie sur la ligne médiane, en remontant vers le scrotum.

Les tissus se présentent à la coupe avec un aspect ecchymosé: quelques parties sont sphacélées. Un jet de sang, se produisant par saccades, provient de la direction de la transverse. On saisit le point d'où part le jet de sang entre les mors d'une pince de Péan, laissée à demeure.

La plaie a un aspect grisâtre, et on perçoit une odeur vague d'urine. Pansement au bichlorure. Le soir, le thermomètre accuse 40°.

27. — La fièvre a disparu.

28. — La plaie exhale une franche odeur urineuse. L'urine en sort par gouttes. Pansement bichlorure et charbon.

29. — On retire la pince de Péan.

30. — L'urine sort tout entière par l'incision périnéale. L'hémorrhagie ne s'est pas reproduite.

Du 27 juillet au 20 août, pas d'hémorrhagie.

Cathétérismes avec les beniquets. Le malade urine librement. L'urine sort toute par le canal.

Le malade marche depuis quelques jours.

Ainsi qu'on peut en juger par cette observation, la lésion primitive semblait être du premier degré, c'est-à-dire sans importance : l'élimi-

4

nation des parties contuses a pourtant nécessité l'intervention au bout de sept jours.

Nous trouvons, d'autre part, un cas où l'uréthrorrhagie a été immédiate, mais a disparu rapidement pour reparaître au bout d'une dizaine de jours.

Observation II

(Recueillie à la salle 5, hôpital principal, 15 août 1886.)

Chute sur le périnée

E... (Yves), matelot du *Fulminant*.

Ce matelot, en voulant descendre par un panneau où il croyait l'échelle en place, est tombé du pont supérieur dans le faux-pont. Dans cette chute, le périnée a porté sur le rebord d'une iloire. Aussitôt, il s'est produit une hémorrhagie considérable par le canal de l'urèthre. L'homme est envoyé aussitôt à l'hôpital, dans la matinée du 15 août.

Le soir, à la contre-visite, l'hémorrhagie continue, quoique moins abondante. Il existe au périnée une plaie contuse, complétement superficielle. Douleur assez vive dans le périnée, et présentant un point maximum en arrière des bourses.

On passe sans grande difficulté une sonde en caoutchouc. Lavages boriqués. Pas de fièvre.

16 août. — Rien de particulier, si ce n'est une teinte ecchymotique très-prononcée du scrotum. Quelques alternatives de fièvre et de température normale, du 16 au 27 août.

27.— Après le lavage de la vessie, fait le soir, il se déclare une uréthrorrhagie assez abondante.

28. — Soir. Encore quelques gouttes de sang au commencement de la miction. On fait une injection boriquée; quelques gouttes de sang apparaissent à la suite.

A dix heures du soir, hémorrhagie abondante par le canal; le jet s'écoulant du méat présente le calibre d'une allumette et jaillit avec force. Les compresses imbibées d'eau froide et plusieurs injections de Pagliari n'amènent aucun résultat. On passe avec quelque difficulté une sonde molle, qui est laissée à demeure, et on pratique en même temps la compression du périnée avec une bande élastique. L'hémorrhagie s'arrête; il persiste seulement un léger suintement. Le malade accuse des vertiges et une sensation de faiblessse très-prononcée.

29.— L'hémorrhagie persiste, le sang s'écoule goutte à goutte. A la contre-visite, en raison de la persistance de l'hémorrhagie, on se décide à pratiquer l'uréthrotomie externe. L'incision amène dans une cavité remplie de sang et de caillots, cavité communiquant avec le bulbe et l'urèthre, qui sont déchirés. L'aponévrose superficielle du périnée n'est pas lésée. On comble la cavité avec des tampons de gaze iodoformée, et, au moyen d'un bandage en T, on comprime fortement le périnée.

30.— L'hémorrhagie ne s'est pas reproduite.

Du 30 août au 20 septembre, cicatrisation de la plaie périnéale et cathétérismes de l'urèthre.

Le malade est guéri le 20 septembre.

TRAITEMENT

Nous étudierons séparément, au point de vue du traitement et de la conduite à tenir, les hémorrhagies primitives et les hémorrhagies secondaires.

Les hémorrhagies primitives sont généralement constituées par l'écoulement du sang par le canal, uréthrorrhagie.

Dans les cas d'uréthrorrhagie, les applications de résolutifs, eau froide, eau-de-vie camphrée, sur le périnée peuvent suffire. La compression sera aussi très-souvent efficace. Elle pourra se faire sur le périnée au moyen d'un bandage en T ou d'une bande élastique, ou bien, ainsi que l'a fait Richet, à l'extrémité de la verge, à l'aide d'un morceau de bois fendu. Ce moyen présente toutefois des inconvénients, en ce sens qu'il expose à la meurtrissure de la verge et qu'il peut, dans quelques cas, masquer la continuation de l'hémorrhagie, qui, ne pouvant se faire par le méat, trouve une issue dans la vessie.

« Le meilleur moyen, dit Terillon, d'arrêter l'hémorrhagie, et celui auquel on doit s'attacher de suite, est le cathétérisme. Si l'on peut introduire dans le canal une sonde assez volumineuse qui obture presque complétement son calibre, il est bien rare que l'hémorrhagie ne cesse pas aussitôt, grâce à la compression produite sur les parois.

» Enfin, si elle continuait, une compression extérieure appliquée sur le périnée et refoulant les tissus contre la sonde aura un succès certain. Malheureusement il n'est pas toujours possible d'introduire une sonde, de quelque nature et de quelque calibre qu'elle soit.

» Alors on devra employer une compression rigoureuse : S'il est vrai que des uréthrorrhagies légères cèdent à ce moyen qui paraît si rationnel, nous trouvons aussi des cas où des uréthrorrhagies tant soit peu sérieuses n'ont pu être arrêtées par la compression. Cet échec se produit surtout avec des hémorrhagies secondaires, où l'intervention chirurgicale est le plus souvent la règle. »

D'ailleurs, le cathétérisme n'est pas sans exposer à quelques dangers. La sonde, dans son trajet à travers le canal, peut détacher des caillots et exposer par suite à des récidives d'hémorrhagie.

Nous trouvons un fait de ce genre dans le Mémoire de M. Cras sur les plaies de l'urèthre dans la chute à califourchon :

Observation III

(Observation empruntée à M. Cras)

Rupture de l'urèthre, hémorrhagie abondante, etc.

Observation résumée.— Sous, âgé de vingt et un ans, entré à l'hopital de la marine le 12 novembre 1874, dans l'après-midi. Dans la matinée, vers huit heures, en embarquant, à terre, dans le canot du commandant, il glissa sur le quai et tomba à califourchon sur le rebord de l'embarcation ; la douleur fut extrêmement vive. Sous prit néanmoins place à son banc et rama jusqu'à la *Bretagne*. En arrivant à bord, il remarqua que sa chemise était teinte de sang ; il essaya d'uriner, sans succès. Depuis la veille au soir, il n'y avait pas eu de miction. Le chirurgien-major introduit une sonde avec ménagement, mais du sang s'écoule en abondance par le méat. Le blessé est dirigé sur l'hôpital. A son entrée, le prévôt introduit une sonde dans le canal : il rencontre une cavité dans laquelle se meut l'instrument. Une petite quantité d'urine s'écoule, ce qui lui fait supposer un moment qu'il est dans la vessie ; il avait déplacé les caillots du périnée, et, après un petit jet d'urine sanguinolente, une véritable hémorrhagie par jets saccadés, à remplir une poëlette, se produit par l'urèthre. Au bout de quelques minutes, le sang s'arrête ; des applications froides sont faites sur le périnée.

M. Cras se décide alors à faire l'uréthrotomie externe. Il introduit une sonde qui, par le déplacement des caillots, provoque une hémorrhagie ; il se décide alors à opérer sans conducteur. . . . .

De ces faits il ressort qu'une expectation de quelques heures nous semble être la première précaution à prendre. Le médecin, pendant ce laps de temps, pourra se rendre compte de l'abondance de l'hémorrhagie et en tirer des conclusions au point de vue de la conduite à tenir et de la gravité du pronostic ; il pourra aussi essayer des moyens ordinaires les plus faciles, tels que résolutifs et compressions, etc.

L'hémorrhagie ne cédant pas à ces moyens, que fera-t-il? « Il devra pratiquer sans hésiter l'uréthrotomie externe. Cette opération est peu périlleuse par elle-même et n'exige qu'un peu de sang-froid et des connaissances anatomiques précises. » (Cras.)

Par ce moyen, le médecin mettra le malade à l'abri de bon nombre de complications d'hémorrhagies secondaires toujours redoutables, abcès urineux, formation de pus dans les cavités occupées primitivement par le liquide sanguin, et infection purulente consécutive.

L'hémorrhagie par le canal n'est pas le seul accident; on observe en même temps la présence d'une tumeur au périnée. Que fera-t-on dans ce cas?

Si l'uréthrorrhagie a été abondante au point qu'il soit permis de soupçonner la dépendance entre les deux lésions uréthrale et périnéale, il nous paraît rationnel de faire l'uréthrotomie externe avec conducteur. Vu les succès merveilleux donnés par les pansements antiseptiques actuels, cette opération ne présente que peu de dangers; en revanche, les avantages qu'elle procure sont énormes; elle permet de porter les hémostatiques directement sur la source de l'hémorrhagie; elle assure la propreté de la poche sanguine et prévient la formation d'abcès urineux.

La lésion consiste-t-elle seulement en une tumeur au périnée, on pourra se borner à l'expectation, mais à une expectation armée.

Le repos au lit sera conseillé au malade, et on surveillera attentivement la température.

Cette dernière s'élève-t-elle et le malade a-t-il des frissons, on se hâtera d'inciser, de nettoyer la poche et de la bourrer de gaze iodoformée.

Par ce moyen, on évitera une longue suppuration et on pourra porter facilement remède aux hémorrhagies secondaires, si elles se produisent.

CONCLUSIONS

Les hémorrhagies que l'on observe à la suite des chutes sur le périnée se manifestent soit par une uréthrorrhagie, soit par une tumeur sanguine du périnée, soit par ces deux phénomènes à la fois.

Ces hémorrhagies sont le plus souvent primitives.

Il est des cas où elles ne se montrent que quelques jours après l'accident.

Dans le cas d'hémorrhagie primitive peu abondante, la compression, sous ses diverses formes, suffit généralement.

En cas d'insuccès, on aura recours à l'uréthrotomie externe avec ou sans conducteur, en suivant toutes les règles de l'antisepsie.

Les hémorrhagies secondaires réclament le plus souvent l'uréthrotomie externe ou la simple incision de la tumeur périnéale.

Dans les cas où l'on se borne à l'expectation, surveiller attentivement la marche de la température du malade et intervenir dès que cette température s'élève.

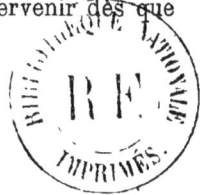

INDEX BIBLIOGRAPHIQUE

TERILLON. — Thèse d'agrégation, 1878. Des Ruptures de l'urèthre.

GALIBERT. — Thèse de doctorat. Paris, 1882.

CRAS. — Mémoire sur les ruptures de l'urèthre, suite de chutes à califourchon, 1876. (Société de chirurgie.)

GUYON. — Rapport sur le Mémoire de M. Cras, 1876. (Société de chirurgie.)

FORT. — Anatomie descriptive, 1887.

DECHAMBRE. — Dictionnaire de médecine, article URÈTRHE.

BOUILLAULT. — Chirurgie, 1887.

RECLUS. — Pathologie externe, 1888.

JACCOUD. — Dictionnaire de médecine.